QUESTION

DE LA

CÉRUSE

ET DU

BLANC DE ZINC

ENVISAGÉE

SOUS LES RAPPORTS DU COMMERCE

DES ARTS ET DE L'HYGIÈNE

PAR R. SOUDÉE, Négociant.

PARIS

TYPOGRAPHIE BEAULÉ ET Cᵉ

Rue Jacques de Brosse, 10.

1852

QUESTION

DE LA

CÉRUSE

ET DU

BLANC DE ZINC

ENVISAGÉE

SOUS LES RAPPORTS DU COMMERCE

DES ARTS ET DE L'HYGIÈNE

Par R. SOUDÉE, Négociant.

PARIS

TYPOGRAPHIE BEAULÉ ET Cᵉ

Rue Jacques de Brosse, 10.

1852

AVANT-PROPOS.

La publication de ce document sera sans doute considérée comme tardive par bien des gens. Cette juste réflexion m'impose de faire connaître la cause de ce retard. J'ai écrit ces lignes dans le courant de juillet, au moment où les fabricants de céruses se sont engagés au vis-à-vis de la Vieille-Montagne, et sous l'impression si vivement ressentie d'un pareil marché.

Illusionné que j'étais sur l'indépendance de la presse, j'avais compté sur elle comme protectrice des arts, de l'industrie. J'avais donc confié mon manuscrit au rédacteur en chef du *Siècle*, qui l'a accueilli avec autant d'intérêt que de bienveillance; il m'en avait promis la publication.

Après un silence de quinze jours, le 18 août je lui ai rappelé sa promesse, voici la réponse que j'ai reçue à ce sujet :

Paris, 19 Août 1852.

Monsieur,

Je n'ai pas oublié l'article sous forme de lettre que vous m'avez remis, je l'ai confié à un de nos rédacteurs pour qu'il utilisât le document, en faisant lui-même un nouvel article. M. Jourdan m'a dit qu'il était d'avis de publier cette lettre, vous pourrez donc la lire dans le *Siècle* sous quelques jours.

Recevez, Monsieur, l'assurance de ma considération très-distinguée.

E. HAVIN.

D'après cette déclaration formelle j'avais quelque droit d'attendre cette publication. Enfin, après six semaines d'attente on ma déclaré qu'on était bien fâché, qu'on regrettait amèrement ne pouvoir donner suite à ma demande, mais que les intérêts de la réclame du journal s'opposeraient à cette publication ; il est vrai de dire que, deux fois par semaine, quelques peintres s'annoncent à ce journal comme n'employant que du Blanc de Zinc !...

QUESTION

DE LA

CÉRUSE ET DU BLANC DE ZINC.

———◦———

LES EFFETS ET LES CAUSES.

Depuis quelque temps on menace l'industrie française d'un grand événement: on ne saurait donc trop appeler la sollicitude du gouvernement sur cette importante question, puisqu'il ne s'agit rien moins que de décréter la prohibition de la céruse et l'emploi absolu du blanc de zinc.

Une industrie est venue qui a fabriqué du blanc de zinc ; mais l'écoulement de ce produit était difficile, car la place était occupée sur le marché intérieur par un produit similaire; *(la céruse)* le blanc de zinc a donc fait la guerre à la céruse, guerre plus ou moins loyale, telle que les lois de la concurrence l'autorisent. « Tu empoisonnes ceux qui t'emploient, » dit le blanc de zinc à la céruse, qui dédaignait de répondre, et de toutes parts on alla répétant : « La céruse est un poison subtil qui tue prématurément les ouvriers peintres, » et voilà qu'on s'appitoye beaucoup sur les malheureux ouvriers victimes de la céruse, et que le blanc de zinc allait rendre à la santé, à la vie, au bonheur ; une véritable idylle ! Aujourd'hui les choses iraient plus loin, à ce qu'on assure, et le gouvernement, ainsi que nous l'avons dit plus haut, trancherait la question par un décret.

Nous refusons d'y croire, mais nous pensons néanmoins qu'il est utile d'examiner une question qui prend tout à coup des proportions de cette importance.

Et d'abord, la céruse est-elle en effet si coupable qu'on le dit, et peut-elle être facilement remplacée par le blanc de zinc? Il faut consulter pour cela les hommes compétens. Or, voici ce que répondent les fabricans et préparateurs de couleurs fines : « Nous déclarons, disent-ils, que le blanc de zinc est impropre à remplacer la céruse, notamment pour la préparation des toiles, et que la prohibition de ce produit porterait le plus grand préjudice à la peinture appliquée aux arts. » Cela est clair et précis. Mais poursuivons :

Les principaux fabricants de papiers peints déclarent aussi, dans un document officiel, et ils déclarent de la manière la plus formelle, que la céruse est un produit *essentiellement indispensable* à leur fabrication et qui ne peut être remplacé, *dans aucun cas*, par le blanc de zinc pour les préparations des mordants.

La Chambre des Entrepreneurs de peinture à Paris, consultée à ce sujet, confirme toutes ces déclarations et ajoute que « le blanc de zinc ne peut remplacer la céruse que d'une manière imparfaite. »

Est-ce tout? Non!

Nous avons vu les membres de l'Académie, les plus éclairés sur cette question ; nous les avons consultés sur les conséquences d'une pareille mesure ; ils nous ont répondu : la céruse est mariée à l'industrie, le divorce en est impossible!

Voilà pour l'utilité du produit menacé ; venons à la question d'hygiène.

Des enquêtes ont été faites par les comités de salubrité dans toutes les fabriques de Lille, et elles n'ont pas constaté un seul cas grave occasionné par le carbonate de plomb; ce qui a valu à MM. les cérusiers les éloges les plus flatteurs.

Sur nos deux fabriques de Paris, celle des Deux-Moulins est dans le même cas; aussi, sous le ministère de M. Dumas, ce savant distingué, dans une visite qu'il fit à cet établissement, félicita M. E. Besançon sur les progrès accomplis dans cette industrie, progrès qui avaient surtout pour objet la sécurité de l'ouvrier. Si la fabrique de Clichy était placée dans les mêmes conditions, elle obtiendrait les mêmes résultats.

Le Blanc de Zinc sait tout cela mieux que personne et il s'écrie : « Vous pouvez ne plus avoir de malades dans les fabriques, mais les malheureux ouvriers peintres! comme l'infâme céruse les tue! »

Nous avons consulté à ce sujet la Chambre des Peintres; le plus ancien et le plus jeune nous ont assuré qu'ils n'avaient pas de malades, que, si quelques cas se présentaient, c'était chez des ouvriers peu soigneux, faisant usage à l'excès de spiritueux, prenant du tabac avec les doigts pleins de carbonate de plomb; souvent même il leur est arrivé de voir aux mains de certains du tabac blanchi par la céruse, qu'on ne leur faisait abandonner qu'à grand' peine. Ces inconvénients seraient les mêmes avec l'usage exclusif du blanc de zinc.

L'action toxique du zinc et de ses préparations n'est pas douteuse. MM. Orfila, Dumas, Thénard, Raspail, etc., l'ont classé dans la catégorie des poisons minéraux. Quant à l'oxide de zinc, il présente aussi de graves dangers; il nécessite dans ses applications les mêmes précautions que la céruse.

Pourquoi donc les fabricants de céruse ne répondent-ils pas, ne publient-ils pas tout cela? C'est que, d'une part, leurs intérêts sont assurés, puisque, dans le cas dont nous parlons, on les exproprierait pour cause d'utilité publique avec indemnités fort larges, et que, d'autre part, le courage leur fait défaut. Ils sont en présence d'une compagnie forte et riche, qui a un grand nom, l'appui du gouvernement qui, depuis qu'il est question de cette malheureuse affaire, a vu monter ses actions de 2,700 à 5,000 fr., qui a élevé le prix de ses zincs métalliques de 55 à 70 fr., ce qui, sur un chiffre de dix-huit millions de kilog. par an, fait un excédant de bénéfice de deux millions sept cent mille francs ; cela n'est pas à dédaigner, quand déjà elle faisait de fort belles affaires. Elle vient aussi d'augmenter le prix de son blanc de zinc, bien qu'elle ait souvent déclaré qu'elle pourrait le réduire de 50 pour cent. Si de pareils faits se passent lorsque la céruse est toujours debout, toujours préférée, que ferait alors cet établissement s'il obtenait la prohibition de la céruse, ayant en mains le monopole des zincs? Nous espérons que le commerce ne sera pas frappé d'un tel malheur.

Ici, comme affaire d'argent, la Vieille-Montagne a bien opéré; elle a prouvé qu'elle était puissante et qu'elle avait chez elle des hommes habiles. En présence d'un tel résultat, on comprendra son sacrifice en faveur des fabricants de céruse.

Trois millions payés à ces industriels pour la fermeture de leurs établissements seraient gagnés en un an, et la Vieille-Montagne serait maîtresse de la place. Et l'industrie cérusière, qui est une des conquêtes de notre génie national, sera perdue pour toujours. Est-ce sage? Nous en laissons le public juge.

Moyennant promesse d'argent, MM. les cérusiers, vous avez consenti à demander au ministère la fermeture de vos fabriques; c'était votre droit : on ne peut empêcher le suicide de ceux qui n'ont pas le courage de vivre; mais ce que vous n'aviez pas le droit de faire, Messieurs les fabricants, c'était de demander la prohibition d'une industrie qui a fait votre fortune et votre gloire, industrie que vous avez fondée dans notre pays, que vous avez améliorée jusqu'à la perfectfon par d'énormes sacrifices. Après avoir été les tributaires de la Hollande, vous en avez fait l'admiration ; après avoir excité la jalousie de l'Angleterre, vous en êtes aujourd'hui la risée ! Si vous avez aidé l'industrie, elle vous a tous récompensés, car après la mention honorable, vous avez eu la médaille d'argent, ensuite la médaille d'or, puis enfin la croix d'honneur, et c'est après avoir recueilli de pareils fruits que vous demandez la prohibition de cette industrie dont vous êtes les pères! Prenez garde, Messieurs, c'est un infanticide, et, après avoir reçu les récompeuses du pays, il pourrait bien vous maudire!

Je n'ai nullement l'intention de faire le procès du blanc de zinc : Dieu me garde de condamner ce produit, je l'apprécie à sa juste valeur et j'en recommande l'emploi pour certaines applications. S'il est supérieur au carbonate de plomb il se recommandera de lui-même, sans qu'il soit besoin de tant de réclames.

Ici, la part de cette industrie n'est-elle pas assez belle?

Les plombs, ainsi qu'on le sait, sont soumis à un droit de 5 fr. 50 par 100 kilog,, bien que la France produise très-peu de ce métal.

Quand les zincs qui nous parviennent tous de l'étranger n'acquittent qu'un modique droit de 10 c. par 100 kilogr., on ne peut se dissimuler l'avantage immense dont jouit ce métal; il serait donc équitable, puisqu'on a la prétention de substituer le blanc de zinc au blanc de plomb, de lui imposer les mêmes droits ; non-seulement ce droit protecteur sera juste, mais le Trésor n'aura pas à souffrir de l'empiétement de l'un sur l'autre, car ces deux produits doivent subsister; tous deux méritent les mêmes encouragements et la même protection.

J'ai dit que le blanc de zinc était recommandé par le gouvernement à l'exclusion de la céruse. L'obligation de son emploi en est imposée aux entrepreneurs, et, malgré les dangers d'intérêts auxquels ils s'exposent en ne s'y conformant pas, suivez-les dans leurs travaux ; vous trouverez généralement leurs *impressions* à la céruse pure.

Passez l'acide sulfhydrique sur la dernière couche et vous verrez immédiatement vos blancs de zinc se décomposer d'une manière à ne vous laisser aucun doute sur la présence du blanc de plomb dans une proportion notable. Interpellez les peintres de bonne foi, ils vous répondront : Nous ne pouvons employer le premier sans une addition du second. Vous voyez donc bien que la prohibition de la céruse est chose impossible, elle est et sera de tout temps indispensable à l'industrie.

Je crois devoir joindre à mes observations les attestations des fabricants et consommateurs pris dans les nombreuses industries qui font emploi de la céruse, afin de ne laisser aucun doute sur la nécessité de conserver ce produit qui est, sans contredit, uni à l'industrie. Les originaux ont été adressés à Monsieur le Président de la République, avec prière, que nous réitérons, de vouloir bien, par une déclaration officielle, faire cesser la fâcheuse incertitude qui jette dans le commerce de couleurs une perturbation déplorable.

R. SOUDÉE.
20, Rue de la Poterie.

ATTESTATIONS.

Nous, soussignés, fabricants préparateurs de couleurs fines, déclarons que le blanc de zinc est impropre à remplacer la céruse, notamment pour la préparation des toiles, et que la prohibition de ce produit porterait le plus grand préjudice à la peinture appliquée aux arts.

> L. Colcomb, 18, quai de l'École; Deforge, 8, boulevart Montmartre; Blanchet, 46, rue de l'Arbre-Sec; A. Ottoz, 2, rue de la Michodière; L. Bellavoine, ancienne maison Vallé, 3, rue de l'Arbre-Sec; J.-M. Paillard, 21, rue des Francs-Bourgeois (Marais); Lefranc et Cᵉ, 21, rue du Four-Saint-Germain; Ferraud, 19, rue Montgallet. J'atteste, en outre, qu'il y a autant de danger, pour la santé, à la fabrication du blanc de zinc qu'à la fabrication du blanc de plomb, quand on ne prend pas les précautions convenables et j'en puis donner la preuve.

Paris, 7 juillet 1852.

Nous, soussignés, fabricants de papiers peints, demeurant à Paris, déclarons de la manière la plus formelle que la céruse est un produit essentiellement indispensable à notre fabrication et ne peut être remplacée, dans aucun cas, par le blanc de zinc, pour la préparation des mordants.

> Alexandre et Arsène DUMAS, 35, grande rue de Reuilly; Jules RIOTTOT, 67, grande rue de Reuilly; Jules DESFOSSÉ, 1, rue de Montreuil; CLERC MARGERIDON et Cᵉ, 26, rue Saint-Bernard; GELOT et Cᵉ, 24, rue Basfroid; LAPERLIER fils, 37, grande rue de Reuilly; GENOUX, 256, rue du Faubourg-Saint-Antoine; TERRAVALIEN jeune et fils, 1, rue de Montreuil.

Messieurs les Membres de la Chambre des Entrepreneurs de Peinture de Paris.

Paris, 2 juillet 1852.

Messieurs,

Le commerce de couleurs, vivement impressionné des bruits répandus depuis quelque temps sur le projet qu'aurait le Gouvernement de supprimer les fabriques de céruses de France et de prohiber ce produit, vient faire appel à vos lumières et à votre expérience, à l'effet de nous donner votre opinion sur les résultats auxquels pourrait donner lieu une pareille mesure qui intéresse au plus haut point le commerce, les arts et l'industrie.

Agréez, Messieurs, nos salutations affectueuses,

GAUTIER-BOUCHARD, marchand de couleurs, rue du Cloître-Saint-Merry, 14 ; Fromentin, 16, rue du Temple ; Manscourt, 7, rue Saint-Séverin ; R. Soudée, 20, rue de la Poterie ; Jullemier et André ; Hébert, Fleuriet et A. Delattre, 5, rue de la Poterie des Arcis ; F. Riquier ; Raphanel, 9, rue Saint-Merry ; Tugot frères, 8, rue du Coq-Saint-Jean ; Chevé fils, 34, rue de la Verrerie ; Eugène Bezançon et Ce, fabricants de céruse, à Ivry ; L'Oeschger, Mesdach et Ce, fondeurs et affineurs de plomb, 28, rue Saint-Paul.

En marge est écrit :

« Les soussignés, membres du bureau de la Chambre syndi-
» cale des entrepreneurs de peinture et vitrerie de la ville de
» Paris, en réponse à la demande ci-contre des marchands de
» couleurs, certifient que la céruse est un produit essentielle-
» ment indispensable à la peinture, et qu'il ne pourrait être
» remplacé, dans beaucoup de travaux, par le blanc de zinc que
» d'une manière imparfaite et désavantageuse. »

Paris, six juillet mil huit cent cinquante deux.

Suivent les signatures :

Le président, A. Alboi-Rebouet ; Bretonville, rapporteur ; Lemelle, syndic ; A. Lefebvre, secrétaire, 140, rue Saint-Lazare ; Gavrel, 48, rue Saint-Merry.

Sur l'original de ladite lettre se trouvent les mentions suivantes :

Visé pour timbre, à Paris, neuvième bureau, le douze juillet mil huit cent cinquante-deux, n° 200, reçu un franc vingt-cinq centimes.   Signé, Boissel.

N° 201, visé pour timbre, à Paris, neuvième bureau, le douze juillet mil huit cent cinquante-deux, reçu trente-cinq centimes.
                         Signé, Boissel.

Enregistré à Paris, neuvième bureau, le douze juillet mil huit cent cinquante-deux, folio 110, verso case 3, reçu deux francs, décime vingt centimes.   Signé, Boissel.

Enregistré à Paris, neuvième bureau, le douze juillet mil huit cent cinquante-deux, folio 110, verso case 4, reçu deux francs, décime vingt centimes.   Signé, Boissel.

Il est ainsi en l'original de ladite lettre, déposé pour minute à M⁰ Angot, notaire, à Paris, soussigné, suivant acte reçu par lui et son collègue, le huit juillet mil huit cent cinquante-deux, enregistré.

                                   Signé : ANGOT.